GINÁSTICA FACIAL ISOMÉTRICA

mantenha a juventude de seu rosto

Dados Internacionais de Catalogação na Publicação (CIP)
(Câmara Brasileira do Livro, SP, Brasil)

Petkova, Marguerite.
  Ginástica fácil isométrica: mantenha a juventude de seu rosto / Marguerite Petkova. – 4. ed. – São Paulo: Ágora, 1989.

  Bibliografia.
  ISBN: 978-85-7183-364-7

  1. Exercícios isométricos 2. Face – Cuidado e higiene I. Título.

89-1664   CDD-613.71

Índices para catálogo sistemático:

1. Exercícios isométricos : Educação física   613.71
2. Face: Ginástica isométrica : Educação física 613.71
3. Ginástica facial isométrica : Educação física 613.7

Compre em lugar de fotocopiar.
Cada real que você dá por um livro recompensa seus autores
e os convida a produzir mais sobre o tema;
incentiva seus editores a encomendar, traduzir e publicar
outras obras sobreo assunto;
e paga aos livreiros por estocar e levar até você livros
para a sua informação e o se entretenimento.
Cada real que você dá pela fotocópia não autorizada de um livro
financia um crime
e ajuda a matar a produção intelectual de seu país.

GINÁSTICA FACIAL ISOMÉTRICA

mantenha a juventude de seu rosto

MARGUERITE PETKOVA

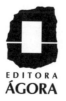

EDITORA
ÁGORA

GINÁSTICA FACIAL ISOMÉTRICA
Mantenha a juventude de seu rosto
Copyright© 1974, 1989 by Marguerite Petkova
Direitos desta edição reservados por Summus Editorial

Capa: **Ricardo De Krishna**
Fotografias: **Roberto Sanovicz**
Modelo: **Adriana Ramos**

Editora Ágora
Departamento editorial:
Rua Itapicuru, 613 – 7º andar
05006-000 – São Paulo – SP
Fone: (11) 3872-3322
Fax: (11) 3872-7476
http://www.editoraagora.com.br
e-mail: agora@editoraagora.com.br

Atendimento ao consumidor:
Summus Editorial
Fone: (11) 3865-9890

Vendas por atacado:
Fone: (11) 3873-8638
Fax: (11) 3873-7085
e-mail: vendas@summus.com.br

Impresso no Brasil

A 1.ª edição deste livro foi publicada com o título *Conserve Seu Rosto Jovem Praticando Ginástica Facial,* e a 2.ª como *Só Fazendo — Mantenha a juventude de seu rosto.*

ÍNDICE

Apresentação 9
A ginástica facial 11
Exercícios 13
Muito importante 15

Exercícios

Boca:	N.ºs 1- 2- 3- 4	17
Rugas nasolabiais e verticais da boca:	N.º 5- 6- 7- 8	25
Bochechas:	N.ºs 9- 10	33
Rosto:	N.º 11	37
Nariz:	N.ºs 12- 13	39
Olhos:	N.ºs 14- 15- 16- 17- 18- 19- 20....	43
Bolsas dos Olhos:	N.ºs 21- 22- 23	53
Relax dos Olhos:	N.ºs 24	55
Rugas na Testa:	N.ºs 25- 26	57
Queixo Duplo:	N.ºs 27- 28- 29	61
Pescoço:	N.ºs 30- 31- 32	65
Orelhas:	N.º 33	67
Relaxamento final do Rosto:	N.ºs 34- 35- 36	69

Por que os homens em geral têm menos rugas? 75
Bibliografia 78

APRESENTAÇÃO
(da 2.ª edição)

Marguerite Petkova é uma esteticista, com respeitável experiência em Beleza. Beleza na forma integral, como ela entende que deve ser: beleza como forma de realização. Seus métodos e pensamentos incluem até a filosofia oriental, sendo conhecida nos congressos como "a brasileira" — a especialista em beleza que tem projetado a mulher no Brasil, como uma "receita para um novo estilo", em suas teses diante de auditórios europeus.

Marguerite realizou estudos na Alemanha, onde desenvolveu suas convicções de "volta à natureza" como forma de manter uma saúde integral. Após a última guerra, aperfeiçoou-se em Paris e outros grandes centros do Velho Mundo, trazendo para o Brasil um precioso cabedal de conhecimentos que transmite com entusiasmo no seu trabalho profissional, suas palavras e livros.

Após adotar, e aprender a amar sua nova pátria — o Brasil — escreveu o seu primeiro livro Ginástica Facial (Visagismo Isométrico) que está relançando, rebatizando-o como Só fazendo — título que revela a única maneira do método funcionar: na prática.

Potiguara Novazzi

A GINÁSTICA FACIAL

O desejo humano de ser belo e querido é observado em todas as culturas da história humana. Como nas diferentes religiões, na medicina, na saúde e na alimentação existem diferentes caminhos, assim também há diversos meios para conservar a beleza e a juventude, *o sonho de cada mulher:*
1. Aparelhos elétricos e produtos químicos;
2. O bisturi, em hospitais adequadamente aparelhados;
3. Produtos e tratamentos naturais, usando a força das plantas, ervas, vitaminas e as mãos humanas.

A pessoa que acredita na técnica e na química escolherá o primeiro caminho. Aquela que é muito vaidosa, corajosa e rica, escolherá o caminho do hospital, pois sem *vaidade, coragem e dinheiro,* ninguém poderá submeter-se a uma operação plástica.

E ainda há algumas que acreditam na força da natureza: a sua escolha será o tratamento natural.

Agora vamos tentar, com nosas próprias forças, fazer o tempo parar com uma simples ginástica denominada *isométrica,* que faz parte dos tratamentos naturais.

Ginástica do rosto não é novidade alguma. Existem alguns bons livros sobre o assunto, porém eles exigem de nós 30 a 40 minutos por dia e uma boa concentração sempre à mesma hora, na frente de um espelho, com as mãos apoiadas numa mesa. Isto não significa que este tipo de ginástica não dê bons resultados; mas realmente não dá, se a pessoa não tiver paciência, para diariamente ocupar-se 40 minutos apenas com seu rosto.

Existem talvez algumas dessas senhoras muito vaidosas que conseguem força para começar, mas, como já dissemos, sendo muito vaidosas, logo começam a juntar dinheiro e coragem (caso ainda não a tenham) para uma operação plástica. E assim, os bons livros voltam à biblioteca e os músculos para o caminho da flacidez. Como hoje em dia a maioria corre e poucas têm tempo, os americanos, com base em experiências científicas feitas com musculos flácidos a em diversos hospitais, encontraram um meio bem mais simples: a isometria: lá, ela é praticado há alguns anos, sempre com sucesso.

O que quer dizer isometria?

Iso = o mesmo; Metro = comprimento
(Retesar os músculos, sem alterar seu comprimento)

Mas como tudo nos Estados Unidos é um pouco exagerado e o lema é "Time is Money", a propaganda sugere que, se alguém não tiver tempo para fazer a ginástica em casa, na frente do espelho, poderá fazê-la na rua, atrás de um jornal, no metrô, ou olhando vitrinas. Não é piada, mas nas ruas de Nova York há pessoas fazendo caretas e se alguém não souber que isso é isometria, fugirá correndo de medo, ou, se não tiver bom coração, chamará rapidamente o Pronto-Socorro.

Assim, para não correr o risco de ir parar no hospício, vamos arranjar alguns minutos para ficar no banheiro ou no dormitório, em frente ao espelho, sozinhos e concentrados, sabendo que o pensamento representa uma força e, onde há pensamentos e concentração, há mais força.

Neste livro você encontrará movimentos fáceis de diferentes métodos simplificados e experimentados por diversas pessoas no decorrer de cursos ministrados que poderão ser feitos em qualquer ocasião e lugar com bom resultado e tempo curto.

Músculos

Temos dois tipos de músculos: os músculos voluntários e os músculos involuntários. Os *voluntários* são os que podemos dirigir com a nossa vontade (músculos do rosto, queixo, pescoço, narinas, nuca, colo, mandíbulas e outros). Os músculos *involuntários* são aqueles que não estão sob nosso controle. Trabalham de modo autônomo (músculos do coração, intestinos, útero e os dos vasos sanguíneos)

A *isometria* age sobre os músculos voluntários. Massagens no rosto não substituem a ginástica. Massagens pesadas demais podem até prejudicar; as leves têm o efeito de relaxar o rosto, melhorar a circulação, estimular um pouco os músculos, deixando uma agradável sensação de bem-estar.

- Quando se deve iniciar a ginástica?
  Quando, sem motivo, aparece no rosto um certo cansaço.

- Quanto tempo é necessário diariamente?
  Quando já se aprenderam os exercícios, no máximo 7 minutos.

- Após quanto tempo aparece o resultado?
  Após três meses de treinamento diário.

- Até quando se deve praticar?
  Sempre.

Lembre-se de manter seu rosto relaxado, pois:
- Quando você faz uma cara zangada está contraindo 63 músculos de maneira nociva.
- Quando sorri, 13 músculos são usados.
- Portanto, esteja bem disposta e seu esforço de fazer ginástica facial vai dar ainda melhor resultado.

EXERCÍCIOS

A melhor hora para o treino é depois da *toilette* matinal.

Antes de começar, relaxar bem o pescoço, voltar os ombros 5 vezes para a frente e depois 5 vezes para trás. Endireitar a cabeça, deixando-a sempre em posição natural e não ajudar com ela os movimentos.

Terminando os exercícios, jogar bastante água fria no rosto ou dar batidinhas com um chumaço de algodão embebido numa loção refrescante.

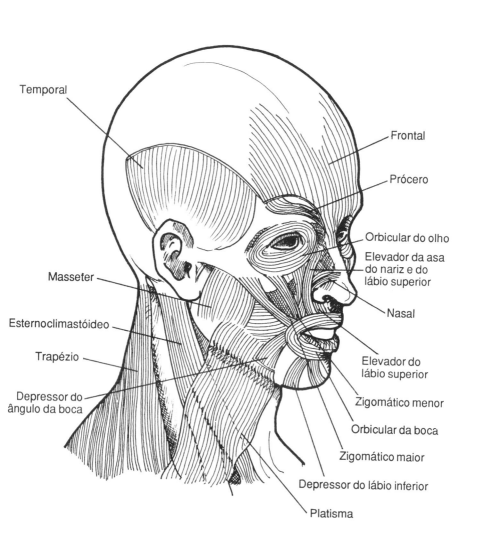

MUITO IMPORTANTE

1 — Cada exercício deverá ser executado uma só vez contraindo ao máximo o músculo solicitado, contando lentamente, até sete ao Relaxar.

2 — Durante o tempo do exercício concentrar-se no músculo contraído, consciente de que, onde o pensamento se fixa há uma corrente de força.

3 — No começo é necessário treinar os exercícios na frente do espelho, a fim de poder controlar a outra parte do rosto que deverá permanecer imóvel, sem formar rugas.

4 — Aprender alguns exercícios por semana e só depois aprender novos.

5 — A respiração deve ser calma e natural.

> *O treinamento deverá ser feito com alegria, paciência e plena concentração. Aprender bem os exercícios não quer dizer fazê-los automaticamente. Eles deverão ser executados sempre com a mesma concentração, como no começo. Só assim a isometria poderá trazer bons resultados.*

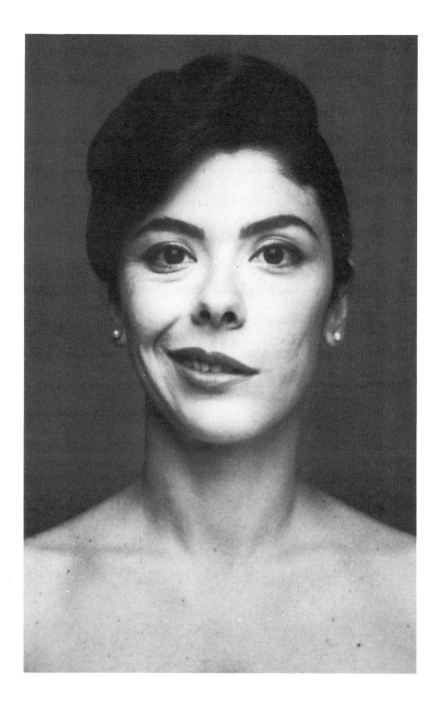

BOCA

1
Puxar o canto direito
da boca para cima.
Repetir com o
canto esquerdo.

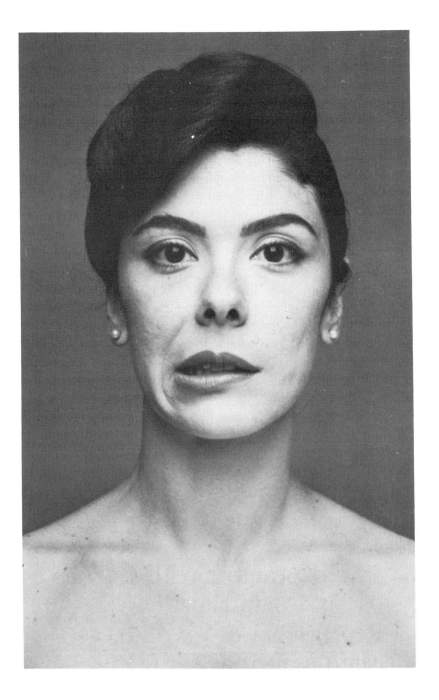

2
Puxar o canto direito do lábio inferior para baixo. Repetir com o canto esquerdo.

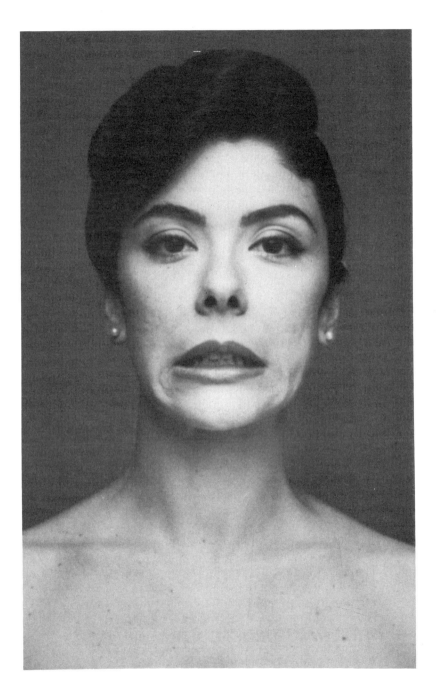

3
Puxar os dois cantos inferiores para baixo.

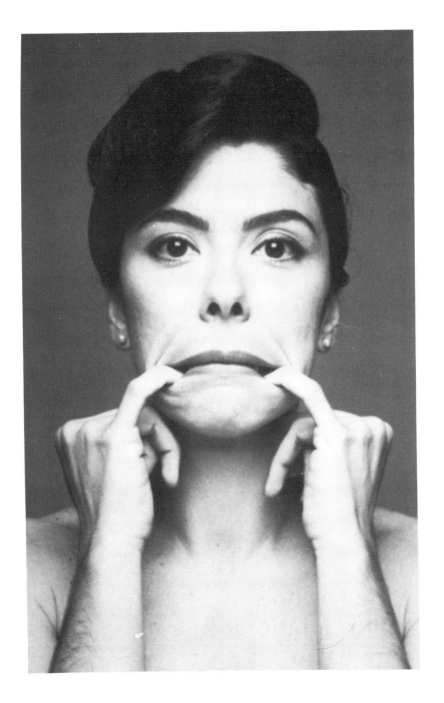

4
Puxar com os dedinhos das mãos os cantos da boca para baixo e ao mesmo tempo forçar a boca para cima. (Fortifica os cantos da boca.)

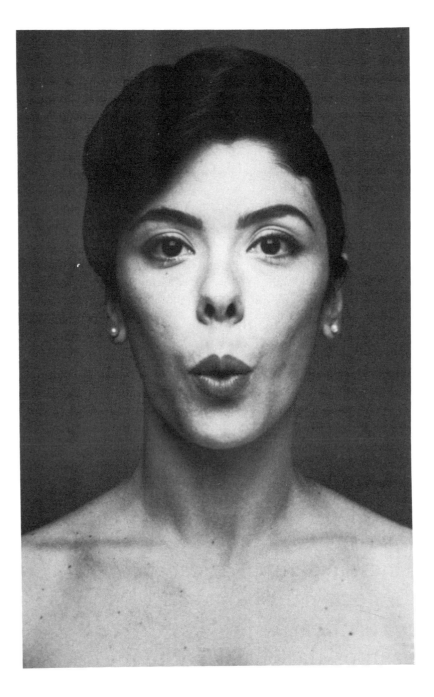

RUGAS NASOLABIAIS E VERTICAIS DA BOCA

5
Com a boca fechada, fazer a letra "O". Repetir com a boca aberta

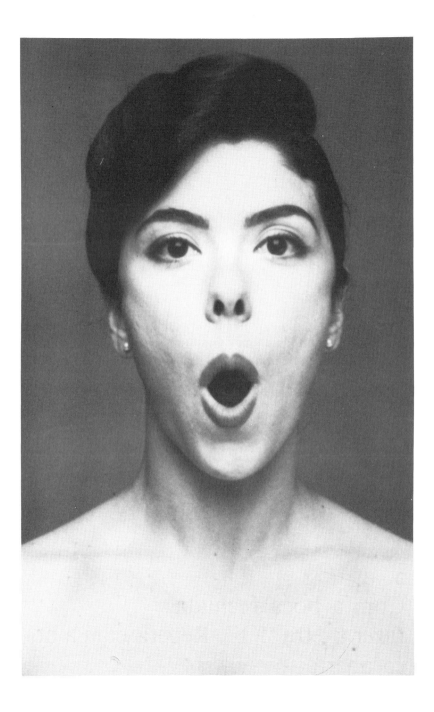

6
"O" — aberto, lábios
para dentro
cobrindo os dentes.

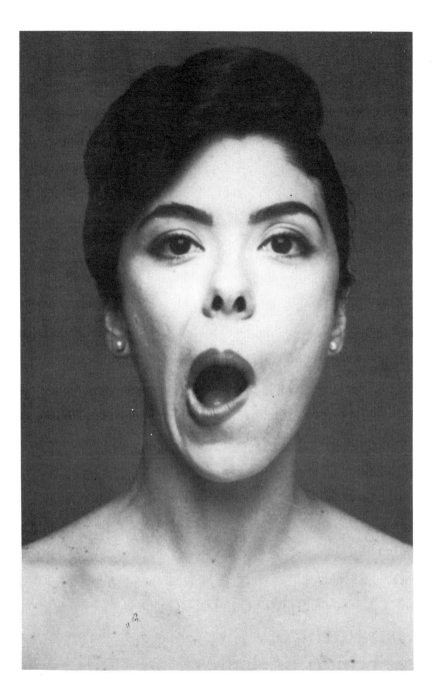

7
"A" — aberto, puxando
a boca para a
direita. Repetir
para a esquerda,
acabar com "O"
aberto.

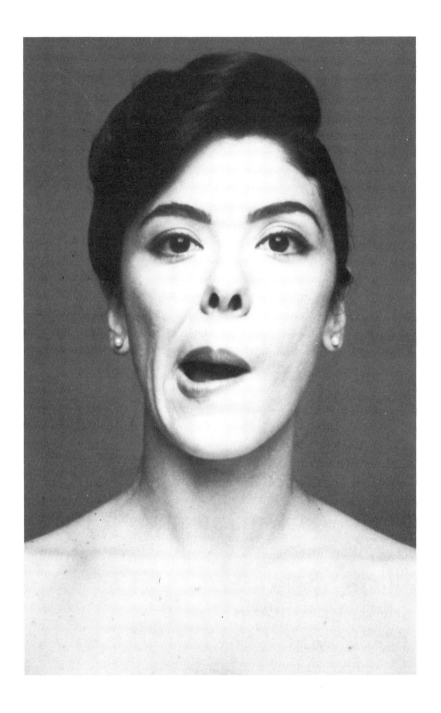

8
Colocar o canto
esquerdo da boca
sobre os dentes
e puxar para o
outro lado. Repetir
com o canto direito.

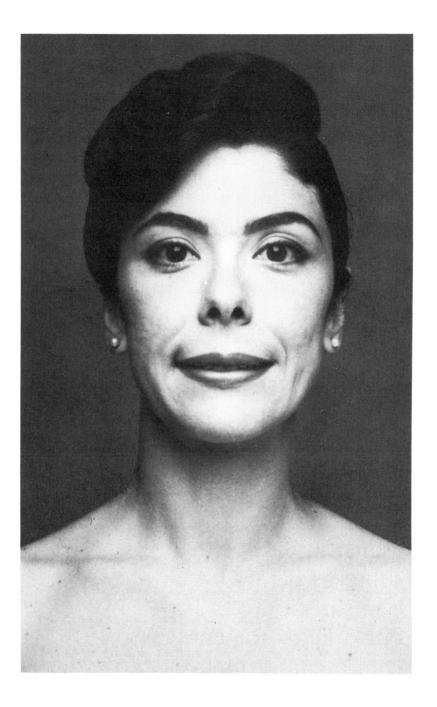

BOCHECHAS

9
Cerrar os dentes,
entreabrir a boca
e esticar os
lábios para os
dois lados.

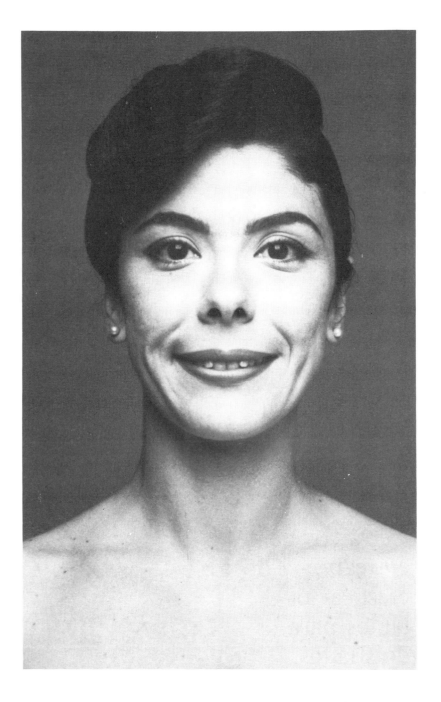

10
Idem, porém rindo e puxando as bochechas para cima, podendo entreabrir os lábios. Fortifica as bochechas.

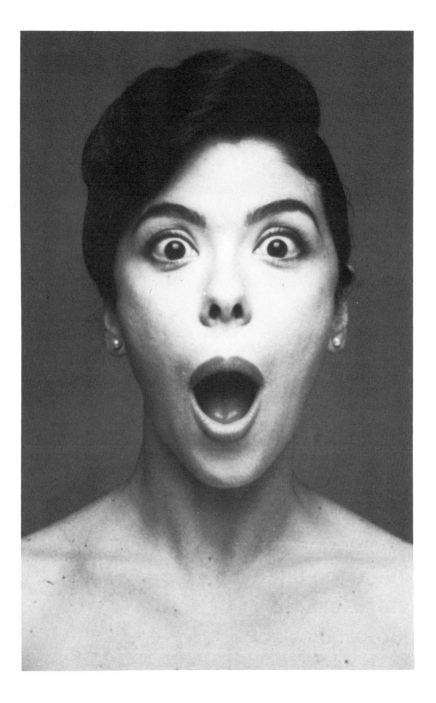

ROSTO

11
Bocejar fortemente
com a boca e os
olhos abertos o
mais possível.
Contar até sete,
depois fechar a boca
lentamente, sem
que os lábios
se toquem.
A pressão está
na mandíbula.
É importante para
alisar as rugas
do exercício
anterior.

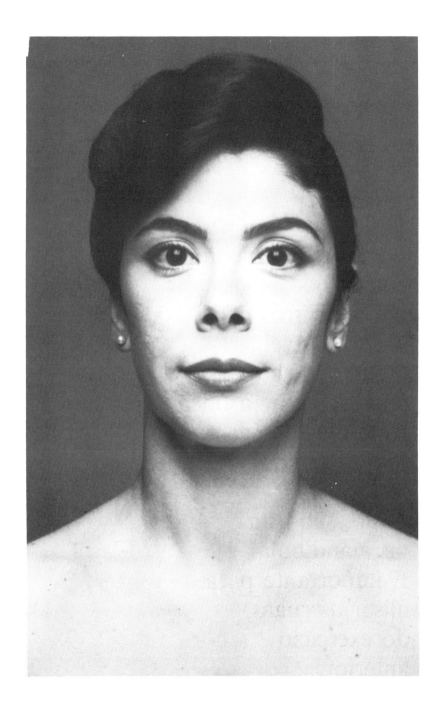

NARIZ

12
Abrir as narinas para os lados com a boca fechada.

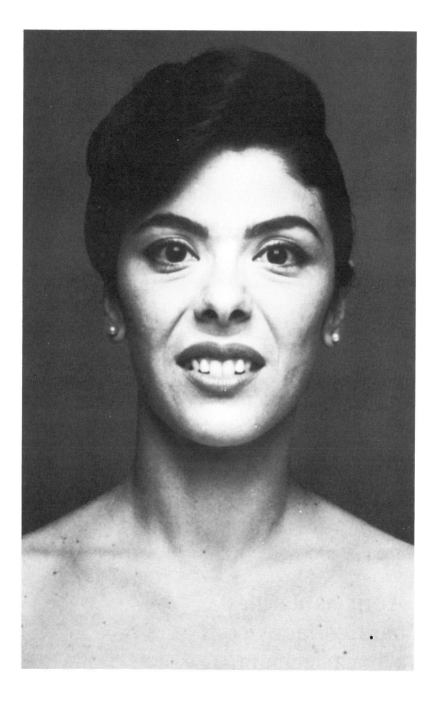

13
Abrir as narinas levantando o lábio superior.

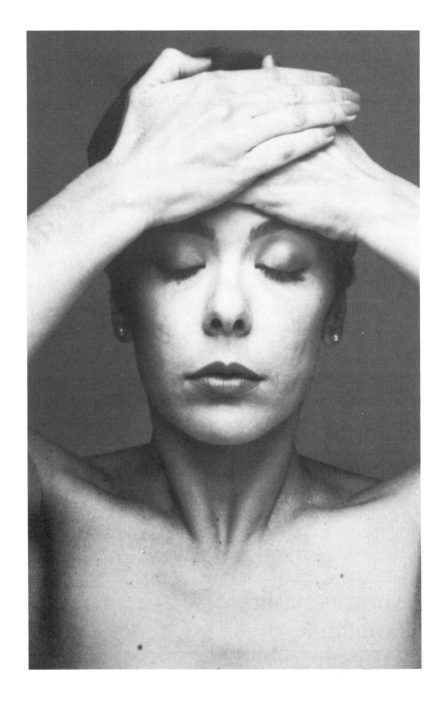

OLHOS
Pálpebras
flácidas
(e também conserva a visão).

14
Pôr as duas mãos
sobrepostas na
testa, comprimir,
puxar a testa
para cima, fechar
os olhos olhando
para baixo.

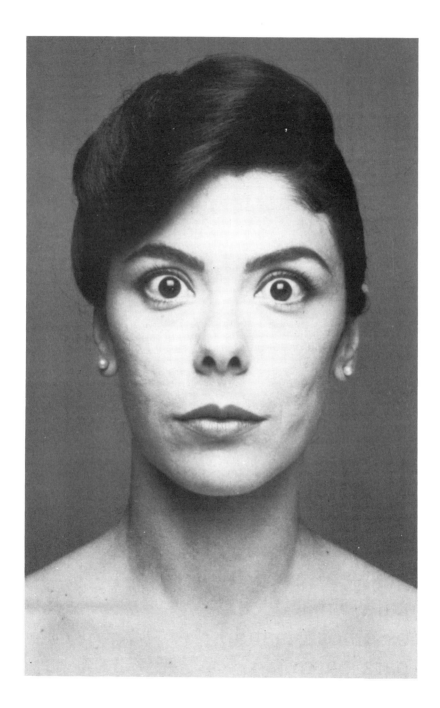

15
Abrir os olhos ao
máximo, olhar
para a frente,
para a direita,
para a esquerda,
para cima...

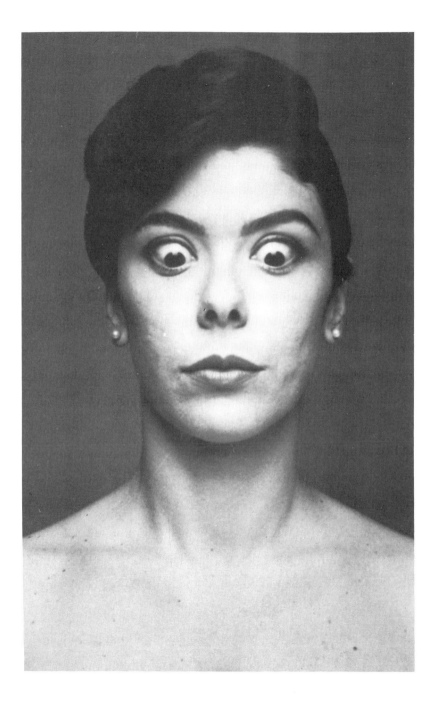

e para baixo sem abaixar
as pálpebras. Em cada movimento,
contrair o músculo ao máximo, tra-
balhando. Contar lentamente até
sete.

16
Olhos bem abertos,
olhar para a direita.
Manter-se nesta posição
para depois, com um
rápido movimento, olhar
para o lado esquerdo.

17
Fazer um círculo
completo com os
olhos mantendo as
pálpebras imóveis.
Três vezes para a direita
e três para a esquerda,
lentamente.

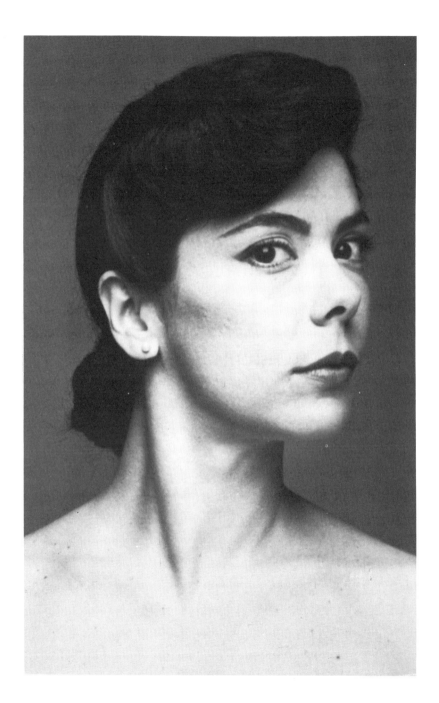

18
Olhar para um ponto
fixo em frente, virar a
cabeça lentamente para
a esquerda, depois para a
direita sem tirar
o olhar desse ponto.

19
Este exercício
é um "X".
1º, olhar para cima,
para o canto direito
do quarto.
2º, olhar para baixo,
para o canto esquerdo.
Repetir com os
outros dois lados,
formando o "X",
sem esquecer de
contar até sete
em cada posição.

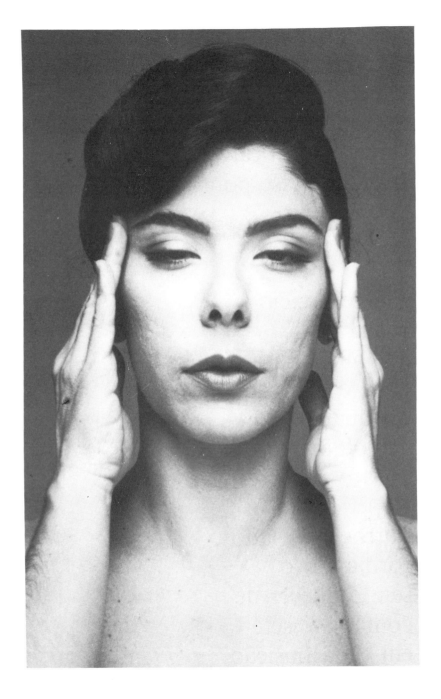

20
Olhos levemente fechados, comprimir fortemente as têmporas com os dedos. Esta pressão ajuda também contra as rugas (pés-de-galinha) e a irrigação do sangue descansa os olhos.

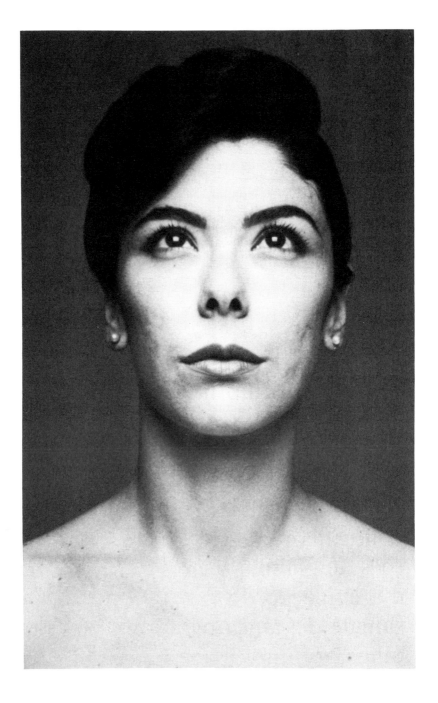

BOLSAS EMBAIXO DOS OLHOS

21
Entreabrir os olhos
e puxar o músculo da
pálpebra inferior para
cima, sem enrugar
a testa.

22
Na mesma posição,
puxar o mesmo músculo
em direção ao nariz.

23
Fechar os olhos,
olhar para baixo.
Tentar levantar
as sobrancelhas,
o mais possível,
sem enrugar a testa.

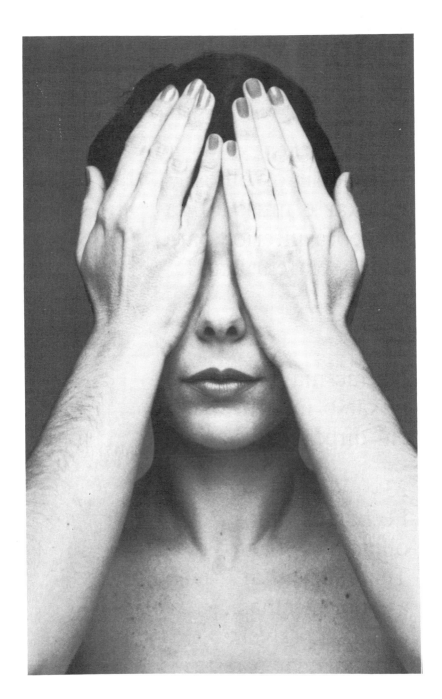

RELAXAMENTO DOS OLHOS

24
Friccionar as mãos uma na outra até esquentarem e cobrir os olhos para descansar. Repetir algumas vezes.

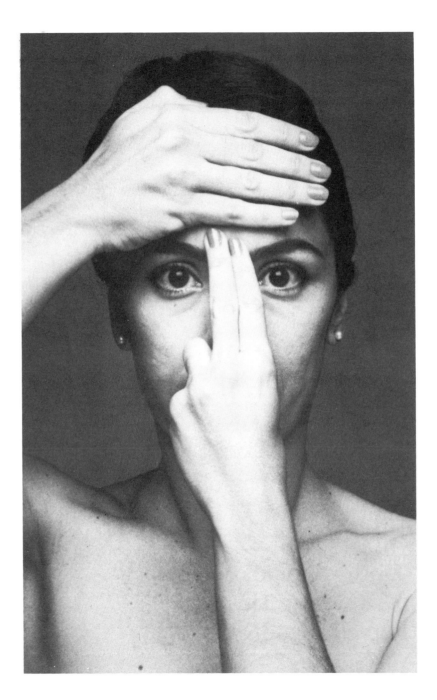

RUGAS
NA TESTA

25
Alisar com os
dedos indicador
e médio da mão
direita as rugas
entre as
sobrancelhas,
empurrando-as para
os lados. Manter a testa lisa com
a outra mão e ao
mesmo tempo
franzir as rugas
verticais entre
os olhos.

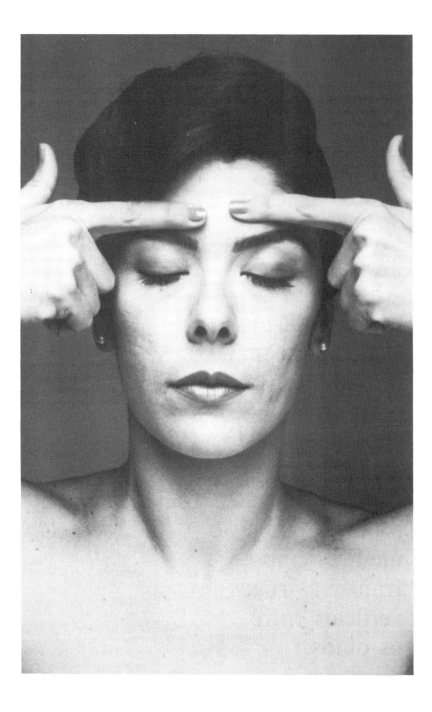

26
Coloque os dedos indicadores sobre as sobrancelhas e parte contra a testa. Ao mesmo tempo procure levantar contra esta pressão as rugas horizontais da testa para cima, com a ajuda das pálpebras. Este movimento ajuda as rugas verticais da testa e as pálpebras um pouco flácidas.

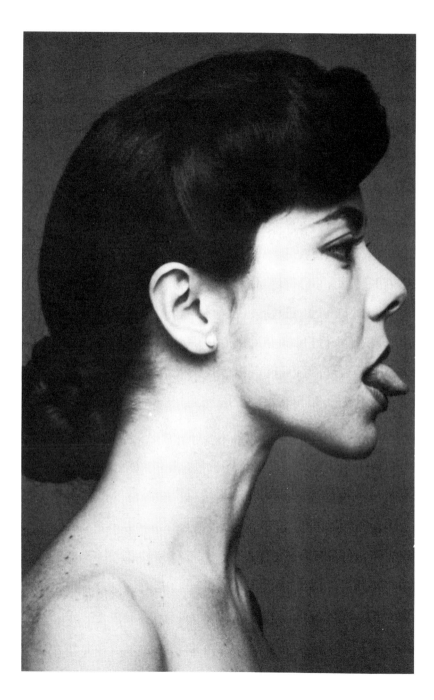

QUEIXO DUPLO

27
Pôr a língua para
fora, sem forçar
a boca, forçando
somente a língua,
e em seguida
dobrá-la como
se estivesse
fazendo o movimento
de deglutição.

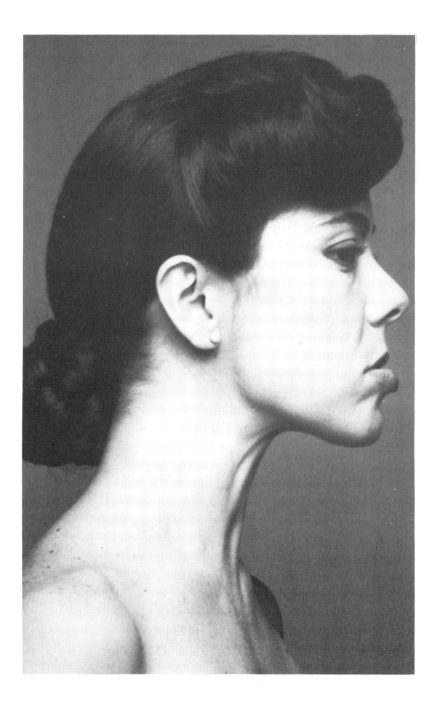

28
Esticar a cabeça,
endireitar os
ombros, esticar
o lábio inferior
para a frente,
cobrindo o lábio
superior fechando
a boca.

29
Com os lábios na
mesma posição
virar a cabeça para
o lado esquerdo,
depois para o
direito, procurando
olhar as costas.
Após cada movimento
contar até sete.

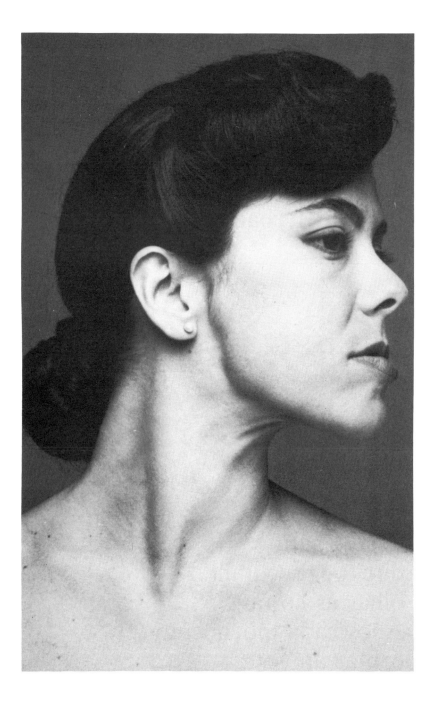

PESCOÇO

30
Virar a cabeça
para o lado esquerdo,
puxando com a
ajuda da boca
aberta o músculo
do pescoço para
o mesmo lado.
Repetir do outro
lado.

31
Puxar com a boca
semi-aberta o
músculo central
(platisma) para
cima.

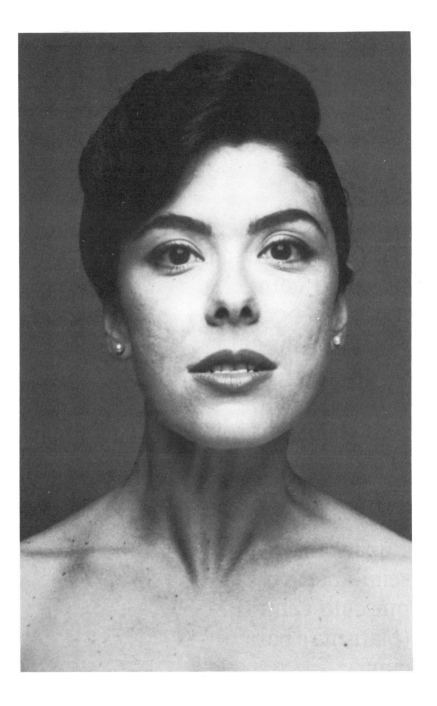

32
Esticar a cabeça
bem para cima,
puxando junto
todos os músculos
do pescoço.

33
Mexer as orelhas
para a frente e para
cima. (Concentre-se
todos os dias nos
músculos das
orelhas até
conseguir mexê-las.)

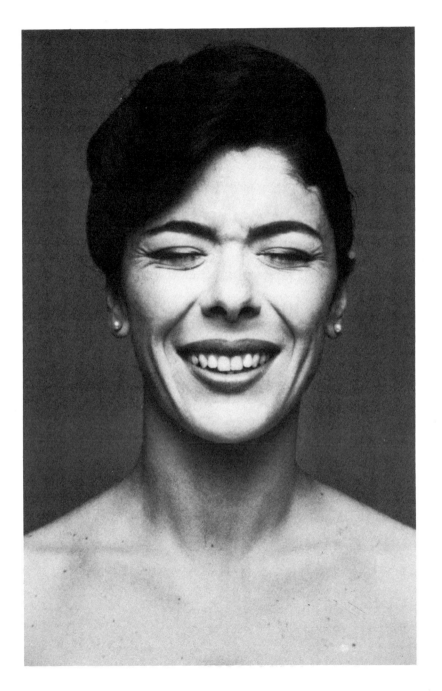

RELAXAMENTO FINAL DO ROSTO

34
Franzir ao máximo
o rosto e depois
soltar de uma vez.

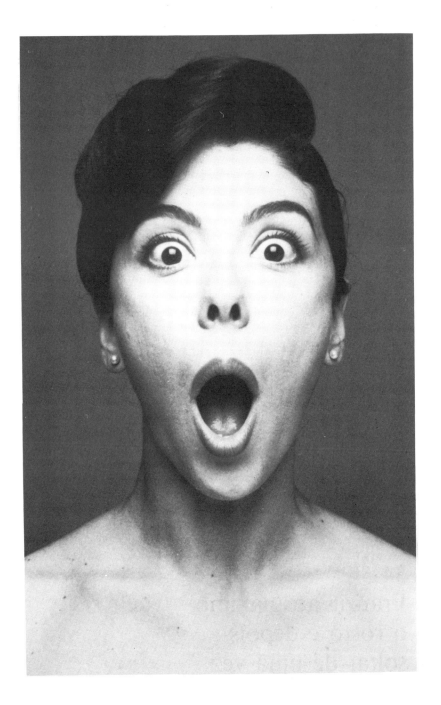

35
Abrir bem a boca e
os olhos
(parecendo rosto
assustado),
contraindo ao
máximo a boca, os
olhos abertos,
fechando-os bem
devagar.

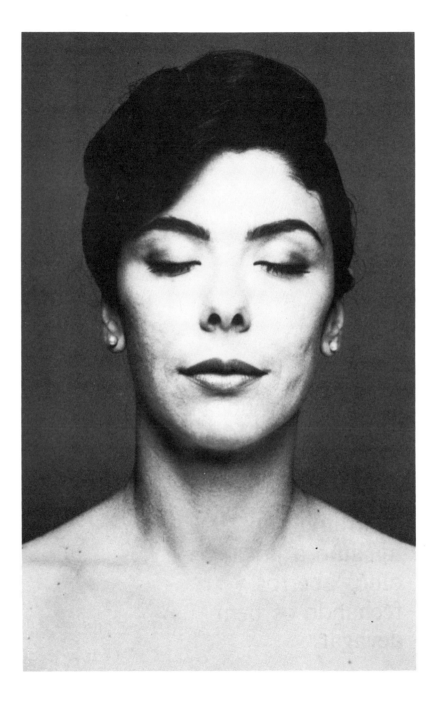

36
Com os olhos fechados
concentrar-se nos olhos,
nariz, boca, queixo,
endireitar bem a cabeça,
puxar as orelhas para
trás, sorrir suavemente
sentindo um bem-estar
e todos os músculos
nos seus lugares.

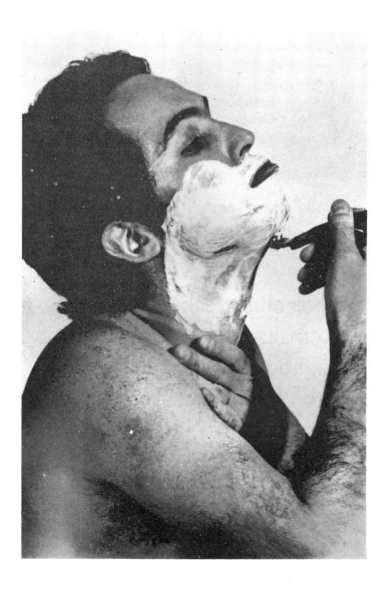

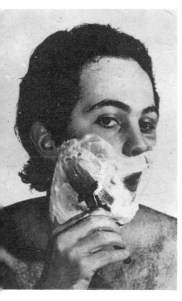

Por que os homens em geral têm menos rugas em comparação com uma mulher da mesma idade?
A resposta pode ser "vista", olhando um homem barbear-se.

Sem querer, eles fazem ginástica isométrica.

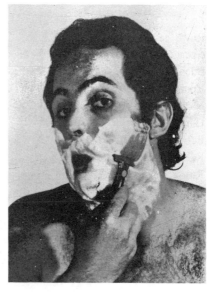

Não esquecer de:
- Contrair sempre ao máximo o músculo solicitado, contando lentamente até sete.

- Durante todos os exercícios deixar os olhos bem abertos e a cabeça sempre em posição natural e não ajudar com ela os movimentos.

- Para a perfeita execução dos exercícios, especialmente dos olhos, pedir a alguém para controlar se eles são bem executados.

Nada neste mundo
se alcança sem esforço
e de graça; nem a
BELEZA!

BIBLIOGRAFIA

Hede, Helen — *Dein schöneres Gesicht*. Munique, Wilhelm Goldman Verlag, 1952
Obeck, Viktor — *Isometric*. Berna e Munique, Scherz Verlag, 1965
Patterson, Clara — *Facial Isometric*. Nova York, Whiteside Inst., 1964.
Schneider, Meir — *Uma lição de vida*. Cultrix, 1989.
Tschechova, Olga — *Deine Schönheit — Dein Geheimnis*. Sttugart, Verlag Deutsche Volksbücher, 1949.